Debrou.
Étude anatomique
sur les expressions
de la passion.
O.1851.

ÉTUDE ANATOMIQUE

SUR LES

EXPRESSIONS DE LA PASSION

(Lue à la séance publique de la Société des Lettres, Arts et
Sciences d'Orléans, le 16 juin 1850);

Par M. le docteur DEBROU.

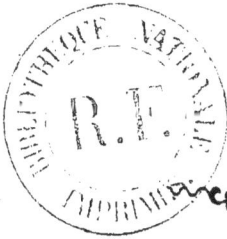

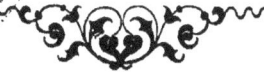

ORLÉANS,

IMPRIMERIE DE PAGNERRE.

—

1851.

ÉTUDE ANATOMIQUE

SUR LES

EXPRESSIONS DE LA PASSION.

Lorsqu'on examine la nature de l'esprit humain, l'on est frappé de certaines différences qui existent entre les facultés dont il est doué. En même temps qu'il est libre et raisonnable, il est assiégé par des impulsions organiques puissantes, et devient le jouet de passions qui luttent contre sa raison et sa liberté. Dans le langage de la religion, on représente cette lutte comme une sorte de combat entre la chair et l'esprit. Si, au premier abord, cette comparaison semble être une simple image, elle n'en exprime pas moins une vérité, en ce sens que nos passions naissent de l'union de notre esprit avec notre corps, et que celui-ci est la cause et la source des impulsions énergiques, quelquefois terribles, qui tendent à asservir notre liberté morale.

Les premiers penseurs qui ont étudié l'âme humaine n'ont pas cru devoir rapporter à un seul principe tous les élémens qui la composent. Platon et Aristote, en admettant une âme intelligente et raisonnable, lui associent en nous une autre âme *animale* ou *sensitive*, chargée de diriger les actions de notre corps. Ce n'est pas cependant que ces deux hommes de génie aient méconnu le caractère incorporel de l'âme pensante, Platon au moins, mais en accordant cet attribut au principe intellectuel, ils ne savaient comment distinguer ce principe de celui de la vie.

Il a fallu l'influence du christianisme pour apprendre à séparer nettement ce qui est esprit de ce qui est matière. La scholastique qui, à travers le moyen-âge, commentait. avec une ardeur presque païenne, les écrits de la philosophie grecque, servit de transition entre les idées anciennes et les nouvelles ; et long-temps après la Renaissance, sous l'action combinée du christianisme et de la métaphysique rationnelle, un homme qui est la gloire de no re pays et qui fut le restaurateur de la philosophie moderne, Descartes, retrouva et écrivit en termes admirables les droits imprescriptibles de l'être pensant à la spiritualité pure.

Aujourd'hui, la saine métaphysique est d'accord avec le christianisme, et malgré les réserves timides de l'école Écossaise, elle reconnaît le principe de la pensée comme étant une substance spirituelle. Elle a même écarté le nuage qui enveloppait les idées d'Aristote et de Platon, et elle proclame l'unité et la spiritualité, non-seulement pour le νους des Grecs et le *mens* des Latins, mais pour la ψυχη et l'*animus* ou l'*anima*, c'est-à-dire pour la partie affective de l'âme aussi bien que pour la partie intellectuelle et raisonnable. Elle a démontré que la perception de la sensation et de la passion exige l'unité spirituelle au même titre que la pensée.

L'erreur des premiers philosophes étant ainsi reconnue, il est vrai néanmoins que le sentiment et les affections qui dérivent de lui ne se comportent pas, relativement à notre corps, comme la pensée et l'entendement. La pensée est essentiellement libre, tandis que le sentiment est étroitement lié, et jusqu'à un certain point asservi aux organes. Pour exprimer cette dépendance, on a imaginé le mot *instinct*, que l'on oppose à *esprit*, et qui, à proprement parler, est le rôle que joue en nous la nature organique. Cet instinct, que l'on regarde comme aveugle, et qui est réellement l'âme sensitive ou animale d'Aristote, représente donc assez bien l'ensemble des actions morales qui ne reconnaissent pas la liberté du moi.

Les métaphysiciens et les naturalistes ont diversement raisonné sur la nature de l'instinct ; mais nonobstant les efforts des uns et des autres, soit au profit d'une école spiritualiste, soit au profit de l'école dite *de la philosophie de la nature,* laquelle a ses principaux adeptes dans la moderne Allemagne, on hésite à le considérer comme le résultat d'un pur mécanisme avec Descartes et ses nombreux adhérens, ou comme un principe identique à l'intelligence avec les philosophes de l'antiquité et du moyen-âge. En l'envisageant comme un pur mécanisme, on méconnaîtrait mille preuves évidentes d'une sagacité profonde qu'il révèle dans notre organisation et dans celle des animaux ; et en l'acceptant comme une sorte d'âme incomplète, inférieure à l'esprit proprement dit, on retombe dans la multiplicité des âmes admises par les premiers philosophes ; ou bien, si l'on veut être conséquent, on efface les limites difficiles à poser entre ces âmes multiples, et, à l'exemple de Stahl, par une monstrueuse alliance, on admet une seule âme qui dirige à la fois les opérations de notre esprit et celles de notre corps. — Des hommes graves et convaincus croient éluder la difficulté en faisant appel à un principe vital qui ne serait ni l'esprit ni la matière, et qui gouvernerait les actions organiques. Mais, outre que l'on discute encore sur l'existence de ce principe, il faudrait expliquer comment, une fois admis, il agirait sur l'esprit, de manière à produire des effets semblables à ce que l'on appelle les affections ou les passions. — Il est donc raisonnable de croire simplement que les passions résultent de l'union qui existe entre l'esprit et le corps qui lui sert d'instrument.

Néanmoins, ainsi que nous l'avons déjà reconnu, la partie affective de notre âme a des liens plus intimes avec les organes que la partie pensante ou intellectuelle. Là est la cause d'une différence qui n'a pas été suffisamment remarquée et que voici : L'esprit, même dans ses momens de plus grande tension, ne donne lieu à aucun signe extérieur involontaire. Chez l'homme qui se livre à une méditation profonde, le cerveau participe seul, dans le silence, à un travail que rien ne décèle au-dehors. Le sentiment au contraire réagit sur le corps et lui imprime une secousse, quelquefois violente, qui s'annonce et se trahit spontanément par mille indices de trouble et d'agitation. A voir celui qui éprouve une vive émotion, on sent que tout son corps palpite avec son âme ; et comme toute émotion forte amène une perturbation dans nos organes, on a donné à l'état moral qui la produit le nom de *passion*, en témoignage de la souffrance qui en est la suite inévitable.

Messieurs, je n'ai pas la prétention de faire ici une étude complète des passions, qui dans leur essence et leurs effets relèvent du philosophe et du moraliste. Ce rôle conviendrait mieux à ceux de mes collègues qui représentent la section des lettres. Mais il m'a semblé qu'il était permis au médecin de décrire la *manière dont s'expriment les passions*, et de raconter *le langage au moyen duquel elles se traduisent en nous*. Etude moins élevée que la précédente, sans doute, mais encore pleine d'intérêt, et que l'anatomie peut éclairer, comme il est possible à l'art matériel du dessin et de la couleur de représenter ce qu'il y a de plus pur dans les émotions de l'esprit. Que ce mot d'anatomie que je viens de prononcer ne vous effraie point. Eloignez de vous l'idée du sang et l'aspect de la mort, qui en sont le cortége ordinaire. L'anatomie peut se débarrasser d'images funèbres et se montrer souriante. J'avoue cependant que je n'aurais pas osé me faire aujourd'hui son interprète devant vous, si je n'avais compté sur la curiosité de vos esprits, capable de s'arrêter un instant sur un sujet peu étudié et digne des méditations de tous ceux qui veulent connaître l'homme dans son ensemble mystérieux de matière et de propriétés sublimes ; si je n'avais compté surtout sur votre indulgence, qui voudra bien me pardonner de venir parler ici une langue qui ne vous est pas familière, et que mon inhabileté, je le crains, ne saura pas suffisamment embellir.

§ Ier.

Bien que les passions puissent manifester leurs effets sur le corps entier, il est cependant certaines parties qui ont le privilége de les représenter d'une manière plus fidèle et plus complète. Parmi elles, le visage ou la face occupe le premier rang.

A quoi tient cette préférence, trop vulgairement admise pour qu'il soit nécessaire de la démontrer? Pourquoi, entre toutes les parties du corps, le visage a-t-il été choisi pour être le miroir de l'âme? Serait-ce parce qu'il est le siége principal des sens, instrumens délicats que la nature nous a donnés pour entrer en communication avec le monde extérieur? Mais parmi les organes des sens, les yeux seuls sont capables de peindre nos émotions, et la pensée ne se trahit-elle pas aussi par la peau du front, des joues, des lèvres et de toute la figure? Pourquoi la peau qui recouvre ces parties est-elle un interprète plus fidèle et plus assidu de nos sentimens que celle qui revêt le tronc et les membres? Là est la question; et si on voulait y répondre en invoquant le voisinage et la proximité du centre des opérations de l'âme, c'est-à-dire du cerveau, ce motif serait insuffisant, puisque dans les expressions des passions à la surface du corps, la fidélité et l'intensité de l'image ne sont jamais proportionnelles à l'éloignement ou au rapprochement du cerveau. Il faut donc chercher une autre cause, et celle-ci se rencontre dans la disposition des *muscles* du visage. Au tronc et aux membres, la peau est séparée des muscles par une couche de graisse et par des lamelles dépourvues de mouvement. A la face, au contraire, les muscles sont sous la peau et s'implantent sur elle, même chez les individus chargés d'embonpoint. Par conséquent la peau du visage est soumise à un mouvement propre et direct; et comme les muscles qui le produisent sont nombreux et répandus partout, il n'est pas un point qui ne puisse subir un déplacement. Les fibres de ces muscles sont fines et déliées; chacune d'elles peut agir isolément, et on conçoit alors l'extrême mobilité de ce masque qui recouvre le devant de la tête et dont chaque partie correspond avec le cerveau par une fibre nerveuse. On conçoit que l'âme faisant jouer à sa guise, comme autant de ressorts dociles à ses ordres, les milliers de fils conducteurs qui aboutissent à ce masque, puisse peindre sur lui, comme sur un tableau, toutes sortes de figures et de représentations.

1º Pour l'observateur, même le moins attentif, les passions font mouvoir le visage en deux sens opposés. Dans la tristesse, le chagrin, la colère, la haine et tous les sentimens de ce genre, les traits se froncent, se ramassent et se concentrent vers le milieu de la face : le front s'abaisse, les sourcils marchent l'un vers l'autre, les joues se dépriment, les lèvres se serrent. Le visage n'est pas au repos, ainsi qu'il l'est chez un homme naturellement calme et grave. Il offre un air de contrainte et laisse voir, à un œil exercé, l'effort de contractions pénibles. Que l'on considère, par opposition, l'individu qui est sous l'impression d'une joie vive : son front se déplisse et s'élève, ses joues prennent de l'ampleur, ses lèvres s'ouvrent, sa bouche s'élargit ; ne dirait-on pas que sa figure entière s'épanouit? Ce contraste, frappant pour tout le monde, s'explique en anatomie, par l'action de deux séries de muscles, dont les uns dilatent et élargissent le visage dans la joie, et dont les autres ramassent et concentrent les traits sous l'influence des passions tristes ou violentes. L'anatomiste peut donc avec son scalpel suivre les instrumens qui expriment les sensations les plus délicates et les plus variées, et s'il ne sait pas remonter à la source même de nos sentimens, au moins il connaît la route que ceux-ci parcourent et peut ressaisir la trace fugitive laissée par leur passage sur la physionomie.

Messieurs, avec cette seule et simple notion, vous comprendrez aisément pourquoi certains visages expriment de préférence les émotions gaies ou chagrines; vous devinerez les causes qui donnent à chaque figure un caractère individuel en harmonie avec les sentimens de l'âme. Car, à la longue, la répétition des mêmes mouvemens devra laisser une empreinte durable. La peau, sans cesse soulevée par les muscles qui agissent dans la joie ou dans la tristesse, finira par conserver un pli habituel, et ainsi se formeront les traits, les lignes dures ou souriantes, qui composent ce que l'on est convenu d'appeler la *physionomie*.

Il serait difficile de faire la description anatomique de toutes les expressions du visage et de marquer les détails musculaires qui correspondent à chaque nuance de physionomie. Mais il doit suffire de connaître la loi générale et de citer quelques exemples. L'air énergique et martial de certains hommes, l'expression langoureuse, timide, la figure austère ou sémillante, et toutes les autres, supposent de longues et fréquentes habitudes de contractions musculaires amenées graduellement par les états analogues de l'âme. Plus la passion sera énergique et forte, plus la physionomie sera caractérisée, parce que le mouvement est proportionné à la cause morale qui le fait naître, et que l'empreinte elle-même est proportionnée au mouvement. Aussi les parties les plus mobiles sont celles qui trahissent les passions de préférence et qui en gardent mieux le souvenir ; comme le front et le contour des sourcils, les lèvres surtout qui ont le rare privilège de frémir dans la joie et dans la douleur, de lancer le sarcasme amer aussi bien que le sourire. N'est-ce pas encore cette loi des mouvemens qui explique pourquoi la physionomie de l'enfant est indécise et celle de la femme moins accentuée que celle de l'homme ? N'est-ce pas en vertu du même principe que la figure de l'ivrogne conserve l'empreinte ineffaçable d'un rire hébété et attristant, souvenir de la joie insensée que procure l'ivresse ? Et la face du malheureux épileptique, à quoi doit-elle les traits heurtés et presque sauvages qui la caractérisent ? N'y retrouvez-vous pas la trace des mouvemens désordonnés auxquels il est en proie ?

On pourrait développer et étendre beaucoup ce sujet, mais voulant être rapide dans ce court exposé, je n'invoquerai plus que le témoignage d'une maladie assez com-

mune dans laquelle il y a paralysie des muscles de la face.
Chez les individus atteints de cette maladie, le visage est
immobile, impassible, et c'est en vain que de violentes
émotions agitent leur âme ; le miroir est devenu terne et
muet, parce qu'il a perdu toute communication avec le cerveau. Rien n'est étrange comme la physionomie de ces individus, d'autant mieux qu'ordinairement une moitié seule
du visage est paralysée. S'ils rient ou se livrent à la colère ,
une moitié de la face s'anime , et l'autre garde le silence
comme si elle appartenait à une autre personne. On rap-
porte qu'un comédien de Londres a long-temps eu une
telle affection, qu'il avait su faire tourner au profit de son
art, et que, nouveau Janus, il pouvait offrir aux specta-
teurs un homme à deux visages, dont l'accouplement bi-
zarre ne manquait pas de produire un grand effet sur la
scène.

2° Pour se faire une idée du rôle des yeux dans l'expression des sentimens de l'âme, chacun de vous, Messieurs ,
songe involontairement à la palette du peintre ou à la
plume du poète ; et peut-être l'anatomiste a-t-il besoin de
courage pour oser porter le scalpel sur la source de tant de
prestiges, au risque de faire naître le désenchantement et
la sécheresse. Cependant il est vrai que tous ces mouvemens passionnés qui nous étonnent, ces jets de lumière ,
ces rayons de l'intelligence qui s'échappent sous mille
formes diverses des organes de la vue, reconnaissent, pour
cause et pour instrument , un petit appareil composé de
six muscles, qui ressemblent même à ceux des autres parties du corps. Ces muscles ont des nerfs nombreux , et les
uns et les autres, réunis, suffisent pour produire toutes
ces merveilles que nous admirons. Ne cessons pas d'ad-
mirer toutefois , et même que notre admiration redouble
à l'aspect d'un mécanisme si simple pour produire de si
étonnans effets.

Ainsi, si vous supposez une paralysie portant sur tel
muscle de l'œil (le *grand oblique*), le dédain manque d'a-
gent pour s'exprimer. Le regard langoureux , celui de la

convoitise, celui de la menace tombent également devant
la paralysie de tels autres muscles. Chez cet homme, dont
la prunelle lance des éclairs, ou qui, aux genoux de la
femme qu'il aime, cherche à la fasciner par des regards
d'amour; chez cet autre, dont l'œil impérieux fait cour-
ber un esclave rebelle, supposez que, tout-à-coup, le nerf *moteur oculaire commun* se paralyse avec les muscles *droits* et
obliques, tout a péri dans ce regard fascinateur ou superbe;
il ne reste plus qu'un globe oculaire inerte et flétri. La
même passion est dans le cerveau qui s'agite encore, mais
l'humble instrument qui l'exprime a perdu son magique
pouvoir. — Ainsi l'interprète le plus subtil de notre esprit
et de notre conscience est enchaîné à un petit nombre de
parties grossières, sans lesquelles il est muet et impuis-
sant.

Ce moyen n'est pas le seul qu'ont les yeux de trahir les
émotions intérieures. — Ils peuvent prendre l'éclat de l'a-
cier, et briller même dans la nuit d'une lumière phos-
phorescente. Suivant qu'ils sont secs ou humides, ils
glacent d'effroi ou attendrissent; par mille nuances, qui
tiennent au poli, à la sécheresse ou à l'humidité de leur
surface, ils saisissent, épouvantent ou captivent. Et enfin,
comme si ce n'était pas assez de tous ces moyens de fasci-
nation, la nature a placé dans leur voisinage une glande
qui sécrète des larmes; larmes que font verser la joie et la
douleur, qui sont tièdes ou brûlantes, qui rafraîchissent
comme une rosée ou qui corrodent comme une liqueur
amère.

3° Mais ce n'est pas tout encore pour le visage, cette
noble et sublime partie de notre corps. Outre ces mouvemens de tant de muscles divers, il existe des nuances de
couleur fournies par le jeu de la circulation du sang. Celui-
ci s'élance vers les joues pour les empourprer, ou reflue au
cœur en laissant au visage la pâleur du marbre. Ici je n'ose
encore détruire vos illusions, à vous, hommes du monde,
qui ne voyez là qu'un effet de la honte, de la pudeur ou de
la colère. Pourquoi vous apprendre que ce tableau, si cher
à votre imagination, résulte du passage du sang qui cir-

cule dans les vaisseaux capillaires ? Gardez vos illusions, et même plaignez l'anatomiste qui ne verrait dans toutes ces merveilles qu'un mécanisme grossier d'hydraulique. Ce qui vous donne raison, à vous qui aimez à poétiser vos impressions, c'est que la science avec ses calculs, ses analyses et toutes ses recherches matérielles, n'a pu expliquer encore le mystère admirable de ces représentations. — On aura beau dire, continuez donc à croire que la flamme du regard vient de l'âme en droite ligne, et que le coup-d'œil inspiré, ainsi que le rouge de la pudeur, n'ont d'autre source que la source inconnue de la passion.

§ II.

Abandonnons le visage pour rechercher les moyens d'expression répandus en d'autres parties du corps.

Il est dans la région du cou un organe nommé *larynx*, qui, en imprimant des vibrations à l'air chassé de la poitrine, produit ce que l'on appelle les *cris*, le *chant*, la *voix* et les *sons* élémens de la *parole*. La nature l'a placé sur le chemin que suit l'air en s'échappant de la poitrine, et a trouvé ainsi moyen d'employer une partie du mécanisme de la respiration à créer une fonction elle-même très-importante. Des muscles qui font le mouvement, des nerfs qui les animent, des membranes élastiques, moitié molles et moitié dures, qui vibrent et font vibrer l'air à leur tour, sont les parties composantes de cet instrument musical, qui dépasse en perfection tous ceux que l'art a inventés.

Au premier abord on est porté à croire que l'organe producteur de la voix sera un merveilleux agent pour exprimer la passion, et j'aperçois dans vos esprits le facile effort qui retrace à votre imagination le prestige et les effets magiques de la parole. N'est-ce pas elle, direz-vous, qui remue et agite l'auditoire dans les nombreuses assemblées, et fait passer dans l'âme de la foule attentive toutes les passions dont est rempli l'orateur lui-même ?

Pour bien apprécier, cependant, le vrai rôle de la parole, il faut avoir recours à l'analyse, et rechercher quelles sont les qualités fondamentales des expressions de la passion. Celle-ci ne se trahit réellement que par des moyens naturels, des moyens que l'instinct donne à chacun de nous, et même aux animaux qui sont capables de la sentir. Une émotion profonde a sa source dans les entrailles de notre double organisation physique et morale, et ce n'est pas à un mécanisme artificiel qu'est confié le soin de la transmettre au dehors. La nature aurait manqué son but, si elle n'avait trouvé pour interprète qu'un ministre aussi variable et aussi infidèle. Or, il n'est pas besoin de réfléchir beaucoup pour découvrir que la parole est le résultat d'une combinaison savante qui brise les sons formés dans le larynx, les fractionne par une suite de mouvemens de l'arrière-bouche, de la langue et des lèvres, de manière à produire les voyelles et les consonnes ; puis, réunissant ces sons simples, les articule et engendre ainsi les mots qui sont les élémens du langage parlé ou des langues. C'est donc l'esprit qui crée la parole et les langues, et aussi sont-elles pauvres ou riches en raison de la culture de l'intelligence et des degrés de la civilisation. Combien de temps n'a-t-il pas fallu aux peuplades sauvages pour apprendre à parler une langue imparfaite ? Combien de temps et de peines pour enseigner aux enfans à bégayer les premiers mots de la langue maternelle ?—Vous devinez alors pourquoi la parole est l'apanage exclusif de l'homme, qui seul avait une intelligence assez élevée pour la créer. Son larynx ne présente aucune différence sensible avec celui du chien ou de tel autre animal : ce sont deux instrumens de physique disposés pour rendre des sons semblables ; mais chez nous l'esprit a su tirer de cet instrument tous les effets qu'il peut produire, tandis que la brute est restée enfermée dans le cercle stérile de ses grossiers instincts.

D'où vient donc alors la puissance d'un orateur dont la parole fait courir au sein de la foule assemblée les émotions qui l'agitent lui-même. Cette puissance est un résultat combiné de plusieurs influences, que l'on peut décomposer ainsi : éveil d'impressions antérieures qui ne demandent

qu'à être ravivées ; empire de la raison qui frappe et
convainc ; charme d'une diction mélodieuse et rhythmée
qui sait solliciter et fixer une attention rebelle par l'éléva-
tion, l'abaissement, les intervalles de repos, la précipi-
tation ou les éclats de la voix ; action du visage qui
s'harmonise avec l'accent et les intonations diverses ;
gestes enfin qui servent à la parole comme d'un vêtement,
et saisissent le regard de l'auditeur en même temps que
son esprit est frappé et son oreille séduite. Si vous n'aper-
cevez ni le visage ni les gestes de l'orateur, il n'agit que
médiocrement sur vous, tandis que vous pouvez être ému
encore, en le contemplant, même s'il parle une langue
qui vous est étrangère. Eh bien ! qu'y a-t-il dans toutes ces
influences ? Une grande part assurément pour l'esprit et
l'art, une petite pour le langage naturel, qui est représenté
par l'accent et les gestes. Mais encore cette dernière part,
minime en apparence, a plus d'empire que l'autre, car
c'est elle qui agit le plus sur la foule, qui achève et complète l'ouvrage de l'esprit, qui aide le mieux à l'éloquence,
et qui quelquefois même est, à elle seule, l'éloquence
vraie, celle qui sort de l'âme et rayonne au-dehors. — La
parole, qui est un langage artificiel et de convention, a
donc besoin, pour émouvoir, d'un autre langage moins
savant, mais plus expressif.

En analysant la voix dans toutes ses nuances, on rencontre le *chant,* qui se compose d'une suite de sons arran-
gés, selon les lois de la mesure et de l'harmonie. Mais le
chant lui-même, qui est cependant un moyen expressif
plus naturel que la parole, a subi les perfectionnemens
de l'art et de l'étude ; et en devenant un langage orné
comme la diction du rhéteur, il a quitté l'allure primitive
et simple que la nature s'était proposée. De sorte qu'il ne
reste plus de la voix, comme expression véritable et spon-
tanée de nos sentimens, que le *cri* qui est un son simple,
une note isolée, note à la vérité pleine de passion et d'éloquence, que l'âme pousse dans ses momens de surprise,
de bonheur ou d'angoisse. Lorsque l'esprit est dans un
état violent, n'est-ce pas toujours un cri qui s'échappe, et

ce cri n'est-il pas mille fois plus éloquent que toute parole et toute modulation de la voix? Combien la nature, inépuisable dans ses ressources, n'a-t-elle pas su trouver de richesse dans ce son bref et isolé, dont elle a fait une langue entière, en variant seulement le ton, le timbre et l'intensité du bruit. Elle a son cri particulier pour chaque état de l'âme. Celui de la douleur n'est pas le même que celui de la crainte et chaque passion a le sien. Est-il un sujet plus digne de réflexion et d'admiration! Comment avec un son unique et indécomposable, la nature produit-elle tant d'effets divers, et comment chaque nuance de ce son est-il un soupir distinct de l'âme et de la conscience? Voilà le chant expressif qui est vraiment naturel, celui que possède tout homme, instruit ou inculte, civilisé ou barbare ; celui que comprennent tous les peuples séparés par des langages divers ; celui enfin que les animaux ont en partage aussi bien que l'homme, parce que, eux aussi, ont à exprimer les plaintes de la douleur ou les accens de la joie.

Parmi les besoins que la voix a mission d'exprimer, celui qui préside à la génération est peut-être le plus important et le mieux caractérisé. Beaucoup d'animaux ne se trouvent en possession de leurs voix qu'au temps de leurs amours. Chez nous, avant la puberté, le larynx n'a pas acquis son entier développement. Le jeune garçon et la jeune fille ont un timbre et des qualités vocales qu'il est difficile de distinguer; l'eunuque garde sa voix d'enfant. Il faut donc que le jeune homme soit devenu un homme, et que la jeune fille soit capable d'être mère, pour que tous les deux acquièrent leur voix naturelle.

§ III.

Les organes, contenus dans le ventre et la poitrine, sont moins favorisés que ceux que nous avons examinés jusqu'ici. Chargés de remplir les fonctions de la *respiration*, de la *circulation du sang* et de la *digestion*, ce n'est qu'accidentellement qu'ils sont distraits de leur rôle naturel pour exprimer les émotions morales. Lorsque cependant la passion est forte, qu'elle a été un certain temps comprimée par une résistance qui l'empêche de se manifester sur le visage, elle éclate dans les mouvemens du thorax, et donne lieu au *soupir* et au *sanglot*, qui, suivant une réflexion vulgaire, semble être un soulagement pour celui qu'opprime une douleur violente. A un moindre degré, même, la poitrine se soulève, précipite ou ralentit ses mouvemens ; la respiration est douce et facile, ou bruyante et saccadée ; presque chaque nuance d'émotion a son rhythme respiratoire correspondant, ainsi que l'attestent les poètes, qui, en faisant agir leurs personnages, les représentent avec une haleine pressée, haletante ou suspendue. Cette remarque est surtout vraie pour la femme, non à cause d'une disposition naturelle, mais parce que ses côtes inférieures étant emprisonnées dans la cage étroite et malfaisante d'un corset, celles qui sont en haut, près des épaules, et par conséquent accessibles à la vue, acquièrent par cela même un jeu plus étendu.

Le tableau, ici, est peu riche néanmoins, et si l'on veut retrouver les ressources de l'organisme, il faut changer de point de vue, et au lieu de considérer l'homme en spectateur, s'interroger soi-même et descendre au fond de ses organes. Alors on aperçoit de nouveaux signes d'émotion et de trouble, signes cachés, que le regard du témoin qui nous épie chercherait en vain à saisir, mais qui n'en sont pas moins des accusateurs de nos plus secrètes pensées.

Le cœur est le principal instrument de cette forme particulière d'expression. Les anatomistes sont embarrassés lorsqu'ils veulent faire comprendre à l'homme du monde le rôle du cœur dans le mécanisme de l'organisation, parce qu'ils décrivent un appareil moteur, agissant à la manière d'une pompe aspirante et foulante, là où le seul nom rappelle à tous les esprits une moitié de notre âme. Mais on conçoit que le langage scientifique et la langue vulgaire aient pu se rencontrer à donner un même nom à deux objets si distincts, à raison des liens mystérieux que chacun sent exister entre l'état physique de son cœur et l'état moral de son esprit. Le cœur moral et le cœur physique sont en effet tellement enchaînés l'un à l'autre, que l'agitation du premier retentit infailliblement sur le second ; et même le mouvement du cœur des anatomistes indique à une échelle fidèle et sûre toutes les impressions de cet autre cœur admis par la morale.

Nul autre organe n'est plus impressionnable et plus expressif que lui. L'homme dont la honte ne peut rougir le visage, qui, par une volonté ferme sait dompter les mouvemens de ses yeux et de tout son être visible, cet homme sent bondir son cœur au fond de sa poitrine, et malgré le calme apparent de ses traits, trouve au-dedans de lui-même, en face d'un juge trompé, un autre accusateur inexorable que rien ne saurait fléchir. Peut-être devons-nous remercier Dieu qu'il en soit ainsi, car quel moyen aurions-nous autrement de cacher nos joies et nos douleurs. N'est-ce pas une remarquable prévoyance de la nature d'avoir bien voulu soustraire à tous les regards le témoin le plus fidèle de nos sensations. En même temps qu'elle répandait avec profusion, à toute la surface de notre corps, les signes visibles des affections qui constituent la base des liens sociaux entre les hommes, elle a pensé sans doute que tout ne devait pas être révélé, qu'il y avait des émotions si secrètes, qu'il eût été trop pénible pour nous de les voir trahies, et dans son indulgence pour nos misères et nos faiblesses, elle s'est contentée de parler à notre conscience.

Les organes du ventre savent aussi, en de rares occasions, trouver un langage expressif. C'est là que sont déposées les sublimes émotions qui font palpiter les entrailles d'un père, à la vue d'un fils perdu et retrouvé ; là que se fait entendre chez une mère éplorée ce que l'on nomme la *voix du sang*, sorte de trace douloureuse d'un enfantement accompli dans les cris et les larmes.

— Une remarque encore avant de quitter cette partie du sujet qui m'occupe. Si les viscères du ventre et de la poitrine traduisent à un faible degré les sensations morales, les passions ont sur eux un retentissement toujours fâcheux, souvent funeste. Le cœur, sans cesse en action pour le service du corps, auquel il envoie le sang et la vie, trouve dans les agitations de la vie morale des causes de maladie et des germes de mort qui semblent se multiplier chaque jour avec les secousses orageuses d'une civilisation tourmentée. Combien de troubles et de désordres dans l'estomac, le foie et autres organes, sous l'influence du chagrin, d'une longue et inconsolable tristesse? Combien d'existences minées sourdement par une douleur que rien n'apaise, ou qui se débattent sous les coups de passions violentes et inassouvies? De sorte, que par un singulier enchaînement, l'esprit et le corps réagissent l'un sur l'autre, même dans l'accomplissement des actes en apparence les plus divers, preuve évidente que la paix de l'âme est nécessaire à la santé.

§ IV.

Tout n'est pas encore épuisé dans ce riche tableau que j'essaie de tracer devant vous. — La main, qui est un ministre docile aux ordres de la volonté pour les actions les plus délicates et les plus variées, se meut, malgré nous, sous l'empire de la passion, comme si elle tenait à un ressort qui, tout-à-coup, se détend et la pousse. Elle a frappé dans la colère, avant que l'esprit ait pu la retenir. De même le pied trépigne ou les épaules se soulèvent. — De ces divers mouvemens instinctifs et involontaires résulte un langage facilement compris de tous les peuples, sur lequel se fonde la mimique naturelle et la pantomime que l'art a inventée. Plus les impressions morales seront fortes et l'irritabilité intense, plus aussi ces expressions seront variées, fidèles et rapides. En général le geste et la mimique accompagnent l'éloquence vraie, et viennent en aide au discours qui, de lui-même, est lent et mesuré. Les peuples du Midi, plus prompts à sentir et à peindre leurs émotions, ont des gestes nombreux; et peut-être même l'accent de leur langue est-il une mimique expressive dont se passe l'homme du Nord, moins irritable dans ses mouvemens et plus lent à émouvoir. — Chaque mouvement est donc un signe dans ce langage instinctif que la nature a mis en nous, et que l'animal possède comme l'homme, et mieux que l'homme, parce qu'il n'en a point d'autre pour y suppléer. La parole, que nous avons acquise avec beaucoup d'efforts, étant un moyen plus complet et plus commode de nous entendre, nous avons négligé la langue des gestes; et comme insensiblement nous avons désappris à les produire, et que nous sommes devenus maladroits dans leur exécution, la politesse et le bon ton ont peu à peu supprimé ces mouvemens, que nous ne savions plus faire avec leur grâce naturelle. De là ont suivi deux conséquences : c'est qu'il est presque de mauvais ton de faire beaucoup de gestes, et que bien peu de gens savent les faire à propos et convenablement. — Le défaut d'usage nous a rendus ignorans sur ce point.

Mais heureusement il est un langage expressif tellement naturel que le manque d'exercice n'a pu nous le faire oublier. C'est celui que sait trouver chacun lorsqu'une émotion vive et puissante l'agite. Alors, un mouvement, un geste parlent à coup sûr et devancent toute parole. D'un signe de tête, d'un froncement de sourcil, d'un soulèvement d'épaules ou d'un clignement de paupières, on a tout dit, et la parole impuissante chercherait vainement à égaler en exactitude ces agens fidèles de notre pensée.

— Je termine ces réflexions, dont je n'ai voulu, Messieurs, vous présenter qu'une simple esquisse. —Vous pouvez apercevoir maintenant comment l'âme humaine, dans ses relations extérieures, emploie deux langages distincts, celui de l'esprit et celui du sentiment ou de la passion. L'un, conventionnel et variable, selon les lieux et les temps, qui se prête aux combinaisons multiples et déliées de l'intelligence ; l'autre, universel, spontané, inhérent à notre organisation, et destiné seulement à traduire nos affections. Le premier, méthodique et savant comme l'esprit d'où il dérive, est l'apanage exclusif de l'homme, et n'atteint sa perfection qu'avec les progrès de la civilisation et des lumières. Le second, attribut commun de tout être qui sent et qui souffre, de l'animal aussi bien que de l'homme, de l'enfant qui ne possède encore que la partie affective de son âme, survit même à l'abaissement des facultés intellectuelles, et se retrouve chez l'idiot et le malheureux aliéné, parce qu'après la chute de l'esprit il reste encore une sorte d'âme mutilée, chargée de pourvoir aux besoins du corps qui lui est uni. Dans nos relations habituelles, sans doute, et par suite du développement que la civilisation a donné au langage de l'esprit, l'autre a perdu de son influence, et même une sorte de raffinement s'efforce de l'amoindrir ; mais lorsque l'âme est fortement émue, il reparaît avec sa puissance native, et, comme l'a dit un poète ancien, dans un autre sens, *mens agitat molem.*

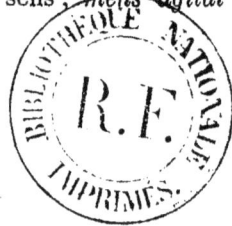

www.ingramcontent.com/pod-product-compliance
Lightning Source LLC
Chambersburg PA
CBHW050441210326
41520CB00019B/6023